VICTOR PAUCHET

HERMAPHRODISME

HUMAIN EXISTE-T-IL ?

Dr VICTOR PAUCHET

L'HERMAPHRODISME

HUMAIN EXISTE-T-IL ?

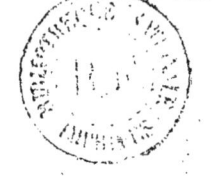

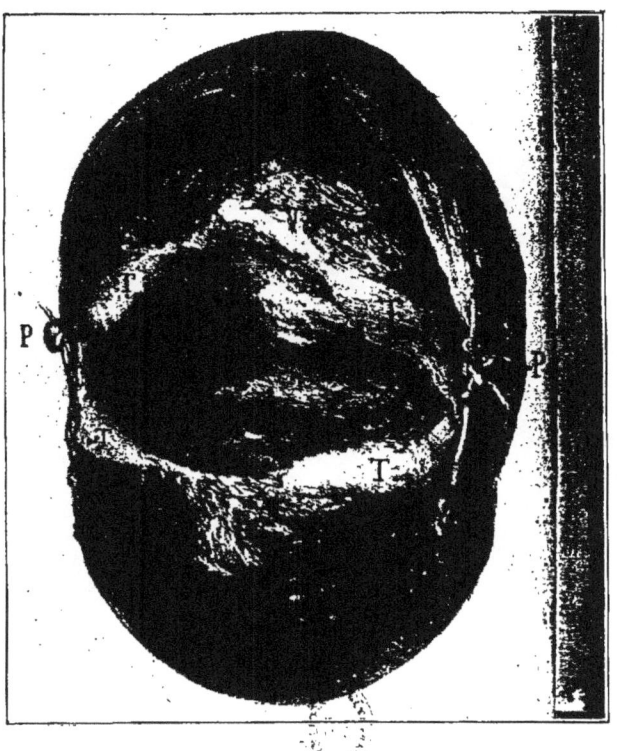

Fig. 1.

Fibrome ramolli de 13 kilogrammes. La tumeur est endue seulement dans la hauteur de la cavité utérine et suivant un plan frontal, vu par la partie inférieure.

C. cavité utérine ; U.U. cornes utérines ; V. une des valves du col utérin ; T.T.T.T. tranches de la paroi utérine fendue dans la partie inférieure de la masse P.P. pédicules ovariens ; L. surface cruentée rétro-vésicale; S.S. séreuse.

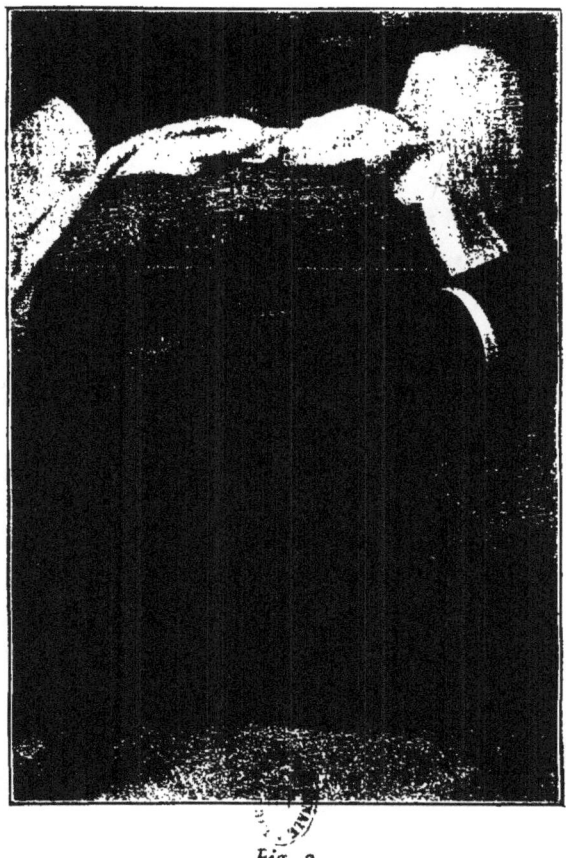

Fig. 2.

Aspect du ventre après l'opération. En haut et au milieu de l'abdomen on voit la cicatrice abdominale qui remonte jusqu'à l'épigastre. Aspect des organes génitaux. Le périnée et le scrotum ne sont pas fendus et représentent bien l'aspect d'un périnée mâle. Le scrotum est vide. La verge présente un calibre égal à celui du doigt de l'assistant qui la soutient. Le gland est bien conformé.

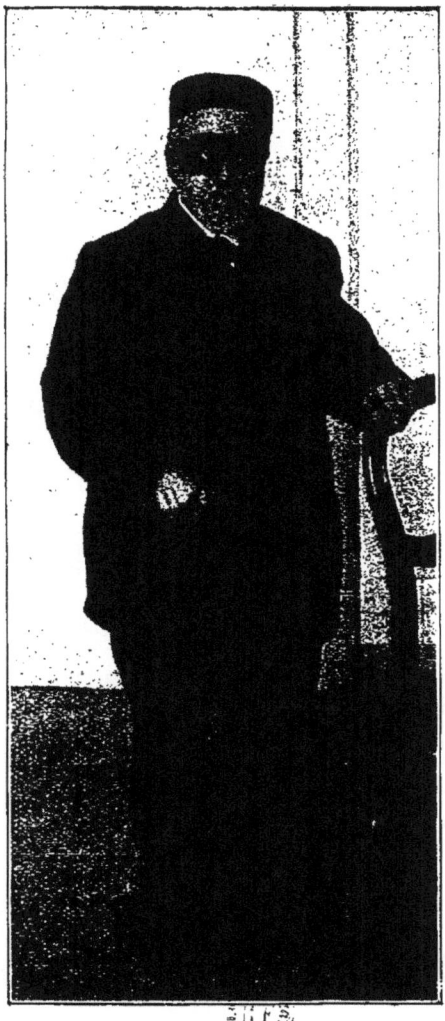

Fig. 3.

Aspect du sujet 3 semaines après l'opération. On remarquera que la barbe, qui avait été entièrement rasée immédiatement avant l'intervention, présente une longueur égale à celle d'un homme normal.

FIBROME UTÉRIN

CHEZ UNE FEMME PSEUDO-HERMAPHRODITE
D'APPARENCE MASCULINE (1)

OBSERVATION PERSONNELLE

Louis G..., 61 ans, fut considéré comme une fille jusqu'à l'âge de 9 ans. Après cette époque il changea de sexe après une visite à l'Hôpital, et fut envoyé à l'école des garçons. Rien d'intéressant dans les antécédents ; aucun vice de conformation chez ses collatéraux, ni ses parents. Il ne fut pas admis au service militaire à cause de sa petite taille (1 m. 34).

Il y a 10 ans, vers l'époque qui doit correspondre à la ménopause, le ventre commença à augmenter de volume ; cet accroissement devint considérable au cours de ces deux dernières années. Des troubles circulatoires apparurent : oppression, œdème des jambes ; c'est la raison pour laquelle il consulta à l'Hôtel-Dieu d'Amiens. Il fut d'abord examiné par le Dr Courtellemont, professeur de clinique médicale, et par son chef de clinique le Dr Bax. Ceux-ci hésitèrent entre le diagnostic de kyste du mésentère et de kystes hydatiques multiples. La réaction de Weinberg fut négative. A ma première visite, je fus frappé par la petitesse de la taille et par le volume considérable du ventre. Comme le fit remarquer le facétieux Docteur Jeunet, « c'était un petit homme suspendu à une tumeur ». La marche provoquait de l'oppression et paraissait très pénible. L'abdomen était volumineux, bosselé et renfermait une tumeur multiple d'apparence fluctuante. La paroi abdominale était sillonnée d'un réseau veineux supplémentaire abondant. Les conjonctives étaient sub-

---

(1) Communication faite à la Société de Chirurgie de Paris, le 17 Mai 1911, par le Dr Victor Pauchet, d'Amiens.

ictériques ; les selles étaient normales ; aucun trouble du côté de l'appareil urinaire, ni du côté des voies digestives, à part une légère dyspepsie due à la compression ; pas d'albumine, pas de sucre dans les urines.

Le malade attira alors mon attention sur ses organes génitaux, et me demanda s'il n'était pas hermaphrodite ; je l'examinai. Je constatai un scrotum vide de testicules ; les glandes ne se trouvaient pas dans les anneaux ; la paroi était d'ailleurs difficile à explorer à cause de la distension abdomidale. La verge était peu volumineuse, du volume d'un doigt environ. Cette verge était bien conformée, mais le méat urétral s'ouvrait à la partie moyenne de la portion pénienne. La miction se faisait normalement. Le sujet était barbu comme un homme normal. Sa voix était masculine. Je conclus donc qu'il s'agissait d'un homme avec des organes génitaux peu développés, les testicules en ectopie et un hypospade balano-pénien.

Mes collègues me demandèrent de poser un diagnostic. Je répondis que si c'était une femme, j'aurais conclu à un kyste de l'ovaire multiloculaire, mais qu'en présence d'un homme il m'était impossible de poser un diagnostic. La masse ne présentait, en effet, aucun des caractères cliniques des tumeurs possibles chez un homme. Mes collègues penchaient vers l'idée de kyste du mésentère.

L'intervention fut faite au Pavillon Duvauchel le 5 avril, avec l'aide du Dr Sourdat, et en présence des collègues amiénois : Bax, Chazarain, Courtellemont et Dacheux.

Je fis une grande incision allant de l'épigastre jusqu'au pubis. J'extériorisai sur le champs une énorme tumeur pseudo-fluctuante que je reconnus immédiatement pour un fibrome utérin ramolli. Les deux ovaires flanquaient la tumeur de chaque côté. Je pratiquai une hystérectomie abdominale totale ; au moment où je sectionnai la partie inférieure du néoplasme, j'ouvris le vagin dans lequel j'introduisis un clan. Le clan se dirigea vers le rectum. Il n'eût été facile d'introduire un doigt dans le rectum pour savoir exactement le point de terminaison du vagin, mais je ne voulus pas exécuter cette manœuvre qui eût nécessité de détacher le malade, de relever les champs opératoires, manœuvre qui aurait prolongé l'opération et fait courir quelques risques d'infection. J'examinai avec soin les parois pelviennes ; je recherchai s'il n'y avait point de trace de testicule ; l'exploration fut négative. Le ventre fut suturé en un plan au fil de bronze-aluminium.

Les suites opératoires furent très simples ; après l'intervention, je fis le toucher rectal, et immédiatement au-dessus de l'anus je perçus une sorte de masse semblable à une prostate. Je n'ai pu percevoir aucun orifice de communication avec le vagin.

Je pratiquai la rectoscopie quelques jours plus tard et je ne trouvai aucun cul-de-sac, ni aucune dépression pouvant correspondre à un orifice vaginal. Je conclus donc que le vagin devait descendre jusqu'au périnée et que là il se terminait en cul-de-sac, parce que du côté du périnée le plancher cutané était complètement fermé.

L'HERMAPHRODISME HUMAIN EXISTE-T-IL ?

Si par hermaphrodite on entend un sujet homme et femme à la fois, le véritable hermaphrodite humain n'existe pas, car jamais un être humain n'a été porteur de testicules et d'ovaires. Il y a des sujets doués d'ovaires et de matrices, donc féminins, malgré la barbe, une voix mâle, une verge et un scrotum, qui leur donnent l'apparence masculine, mais les bourses sont vides de testicules. Il y a des sujets porteurs de testicules et d'une verge microscopique, mais auxquels un périnée fendu, un visage glabre, une voix de tête, donnent l'apparence féminine ; l'ouverture du ventre seule montre qu'il n'y a pas d'ovaires.

Les hermaphrodites humains, du moins ceux qu'on désigne ainsi, n'ont donc jamais deux sexes. Ils portent intégralement les glandes génératrices de l'un ou de l'autre : ovaires ou testicules, mais les uns à l'exclusion des autres. Ces deux sexes il est vrai, sont représentés par des organes accessoires, mais atrophiés et incapables d'accomplir l'acte de reproduction.

Pozzi vient de faire paraître dans *la Revue de Gynécologie et de Chirurgie Abdominale* (1), une étude complète que je puis résumer ainsi :

Le véritable hermaphrodite n'existe pas, car il n'y a jamais coexistence des testicules et des ovaires chez le même sujet.

Les malformés qui présentent l'apparence bi-sexuelle sont des

---

(1) Pozzi. Neuf cas personnels de pseudo-hermaphrodisme. (*Revue de Gynécologie et de Chirurgie abdominale* ; mars 1911).

pseudo-hermaphrodites qui appartiennent, en réalité, soit au sexe mâle, soit au sexe femelle.

Le diagnostic du sexe ne peut être fait qu'après biopsie ou autopsie par l'examen histologique des glandes sexuelles. Tant que le microscope n'a pas révélé la présence des follicules ovariens ou des spermatozoïdes, le diagnostic n'est pas possible.

Le sexe étant reconnu, le pseudo-hermaphrodite peut être considéré comme androgynoïde ou gynandroïde.

On désigne sous le nom d'*androgynoïde*, le pseudo-hermaphrodite mâle qui présente l'apparence sexuelle de la femelle, et sous le nom de *gynandroïde* le pseudo-hermaphrodite femelle qui a l'apparence masculine.

L'aspect des organes génitaux externes ne présente pas toujours une similitude complète avec ceux du sexe contraire; suivant que cette similitude est complète ou incomplète, le sujet est dit *régulier* ou *irrégulier* (¹).

Si l'androgynoïde, le pseudo-hermaphrodite mâle d'apparence femelle, présente une véritable vulve, il sera dit *androgynoïde régulier*; si au contraire, l'illusion ne résiste pas au premier examen, si l'aspect vulviforme est simplement dû à l'existence d'un hypospade périnéo-scrotal avec pénis clitorien, le pseudo-hermaphrodite mâle est dit *androgynoïde irrégulier*.

Si le pseudo-hermaphrodite femelle d'apparence masculine ou gynandroïde présente, comme notre malade, un périnée et un scrotum bien formés avec urètre plus ou moins complet, c'est un *gynandroïde régulier*. Si au contraire, ce malformé présente un périnée fendu comme celui d'une femme, avec une ébauche de vulve et un clitoris péniforme, il sera dit *gynandroïde irrégulier*.

Le malade que nous avons présenté est donc un gynandroïde régulier.

L'aspect masculin, déjà très net par les organes génitaux externes, était complété par sa voix mâle et sa barbe masculine.

VIE SEXUELLE DES HERMAPHRODITES

Une croyance populaire et fausse veut que l'hermaphrodite puisse indifféremment accomplir des fonctions d'homme ou de

---

(1) Pozzi, *loc. cit.*

femme, autrement dit jouer le rôle de bisexué. Or, loin d'être bisexués au point de vue du sens génital, la plupart des hermaphrodites devraient être qualifiés d'*asexués*, car les fonctions génésiques et les désirs sont atténués ou supprimés chez eux. En effet, les glandes reproductrices sont ordinairement atrophiées ou incomplètement développées. Il en résulte que leurs actions génitales réflexes sont faibles. Dans des cas exceptionnels, il se présente une apparence d'appétit sexuel, mais il faut alors faire intervenir l'excitation sentimentale ou cérébrale qui supplée à l'insuffisance des réflexes physiologiques. Si on examine de près les observations et si on note ce qui a trait aux goûts et aux habitudes sexuelles des hermaphrodites, on peut les diviser, comme Pozzi, de la façon suivante :

1° *Asexués*. Sujets indifférents ou presque indifférents au point de vue sexuel.

2° *Homosexués* ou *invertis*, c'est-à-dire portés vers les sujets du même sexe. L'inversion est alors produite par des causes qui agissent artificiellement sur la mentalité et les habitudes du sujet, ou bien l'inversion est originelle.

3° *Hétérosexués* ou individus aux appétits normaux, c'est-à-dire dirigés vers le sexe contraire.

1° *Asexués*. — Le sujet ne se sent d'attrait pour aucun sexe ; il est doué d'indifférence génitale ; ce fait est en rapport avec le développement incomplet des glandes reproductrices. Sans doute un certain nombre d'entre eux ont des pratiques qui semblent donner tort à cette règle générale de frigidité, mais il faut songer que la plupart des hermaphrodites sont des dégénérés, d'une mentalité spéciale, et que malgré leur indifférence aux sensations sexuelles, ils se livrent à des pratiques pouvant faire croire le contraire, simplement par lucre ou perversion morale.

2° *Homosexués* ou *invertis*. — On nomme ainsi les sujets que les habitudes génitales portent vers le sexe semblable au leur. Cette perversion génésique est souvent plus apparente que réelle. Cela tient uniquement à la suggestion, à l'éducation qui a porté l'individu vers le sexe contraire à celui qu'il paraît représenter. Tel est le cas rapporté par Pozzi, d'un homme élevé comme femme par suite d'un hypospadias vulviforme, et qui possédait des testicules. Il s'était épris d'une de ses compagnes, et pour l'avoir comme maîtresse, se faisait entretenir par un vieil amant.

Dans les cas de ce genre, ce n'est pas le sens génital qui est perverti, c'est la moralité du sujet.

Pozzi rapporte le cas d'un autre hermaphrodite homme, qui eut d'abord des maîtresses, puis un amant, le seul qu'il eût vraiment aimé ; ce qui ne l'empêchait pas de le tromper alternativement avec des hommes ou des femmes. C'est pour cette raison que Pozzi établit deux catégories parmi les homosexués : les uns l'étant artificiellement et les autres originellement et de naissance ; en effet, l'inversion paraît souvent être produite par l'influence du milieu et par l'éducation. On conçoit combien il est facile à un sujet considéré comme une femme, d'arriver à se le persuader et à prendre par auto-suggestion les goûts et les habitudes d'un sexe qui n'est pas le sien. Ce sujet, quoique porteur de testicules, se mariera avec un homme.

Pozzi rapporte également le cas d'une femme à qui fut enlevée une tumeur ovarienne et qui était mariée comme homme avec une femme dont elle était éperdûment amoureuse.

L'inversion du sens génital est d'ailleurs favorisée par les caractères secondaires qui déguisent le sexe de l'hermaphrodite. L'hermaphrodite-homme, par exemple, peut, avec l'apparence génitale de la femme, avoir des seins développés ; au contraire, une hermaphrodite-femme pourvue d'ovaires, peut avoir une apparence de verge avec des seins atrophiés. C'est le cas du malade dont nous avons rapporté l'observation.

Il arrive fréquemment qu'un sujet, vers l'âge de la puberté, reconnaisse lui-même son sexe par suite des instincts sexuels qui s'éveillent en lui, et vienne ainsi corriger l'erreur de l'état-civil. Une institutrice, un jour, se confessa de la passion qu'elle éprouvait pour les jeunes filles de son cours. Le prêtre l'envoya à un médecin qui l'examina et reconnut qu'elle était un homme.

On ne saurait insister assez sur l'influence que les circonstances extérieures exercent sur la mentalité, les goûts et les instincts de l'homme, comme sur ceux des animaux. Il peut y avoir chez les sujets à instinct génital faible une éducation sexuelle qui aboutit à la perversion, comme le dressage donne aux animaux des habitudes acquises, souvent contraires à leur nature. Telles sont les transformations obtenues par les dompteurs qui apprivoisent les tigres et les panthères. N'est-on point arrivé à habituer le loup à un régime végétarien ? Réaumur est parvenu par l'isolement dans l'obscurité à transformer le caractère des coqs au point de leur faire prendre les habitudes des poules et les rendre capable de conduire des couvées de poussins.

3° *Les hétérosexués* se rencontrent surtout chez les hommes qui ont une apparence féminine par suite d'un hypospadias vulviforme et qui possèdent des testicules arrêtés dans leur migration. Ces sujets sont enregistrés à la naissance comme filles. Quelquefois l'apparition de la barbe vers l'âge de 16 ans, donne aux parents l'idée d'examiner de nouveau le périnée, mais souvent la barbe ne pousse pas, le facies reste glabre, les seins se développent ; ces sujets sont alors mariés et prennent des habitudes de sodomie. C'est ainsi que beaucoup d'hermaphrodites sont amenés, rien que par erreur d'état-civil, ainsi que par la suggestion imposée par l'entourage, à accomplir des actes d'homosexualité. La perversion est donc plus réelle qu'apparente. Si en effet on met de côté la perversion morale de quelques sujets dégénérés, on peut dire que leur instinct génital les dirige plutôt vers les sujets du sexe opposé. Cet instinct est souvent assez fort, pour servir à lui seul à démasquer l'erreur de l'état-civil et à imposer le diagnostic. Pozzi raconte le cas d'une jeune fille qui ne se douta de son sexe masculin que du jour où une de ses amies lui inspira une violente passion ; elle fit rectifier son état-civil pour l'épouser.

MONTDIDIER. — IMPRIMERIE J. BELLIN

www.ingramcontent.com/pod-product-compliance
Lightning Source LLC
Chambersburg PA
CBHW060527200326
41520CB00017B/5152